Marcel VAYSSIÈRE

CONSEILLER GÉNÉRAL DE LA GIRONDE
MAIRE DE MARTILLAC

Le Travail Agricole
des Blessés

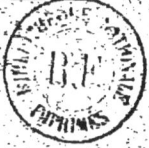

à l'Hôpital de Martillac

PRÉFACE
De M. le Professeur J. BERGONIÉ

MÉDECIN-CHEF DE L'HÔPITAL COMPLÉMENTAIRE N° 4, GRAND-LEBRUN
CORRESPONDANT DE L'INSTITUT (ACADÉMIE DES SCIENCES)

BORDEAUX
IMPRIMERIES GOUNOUILHOU
9-11, RUE GUIRAUDE, 9-11

1917

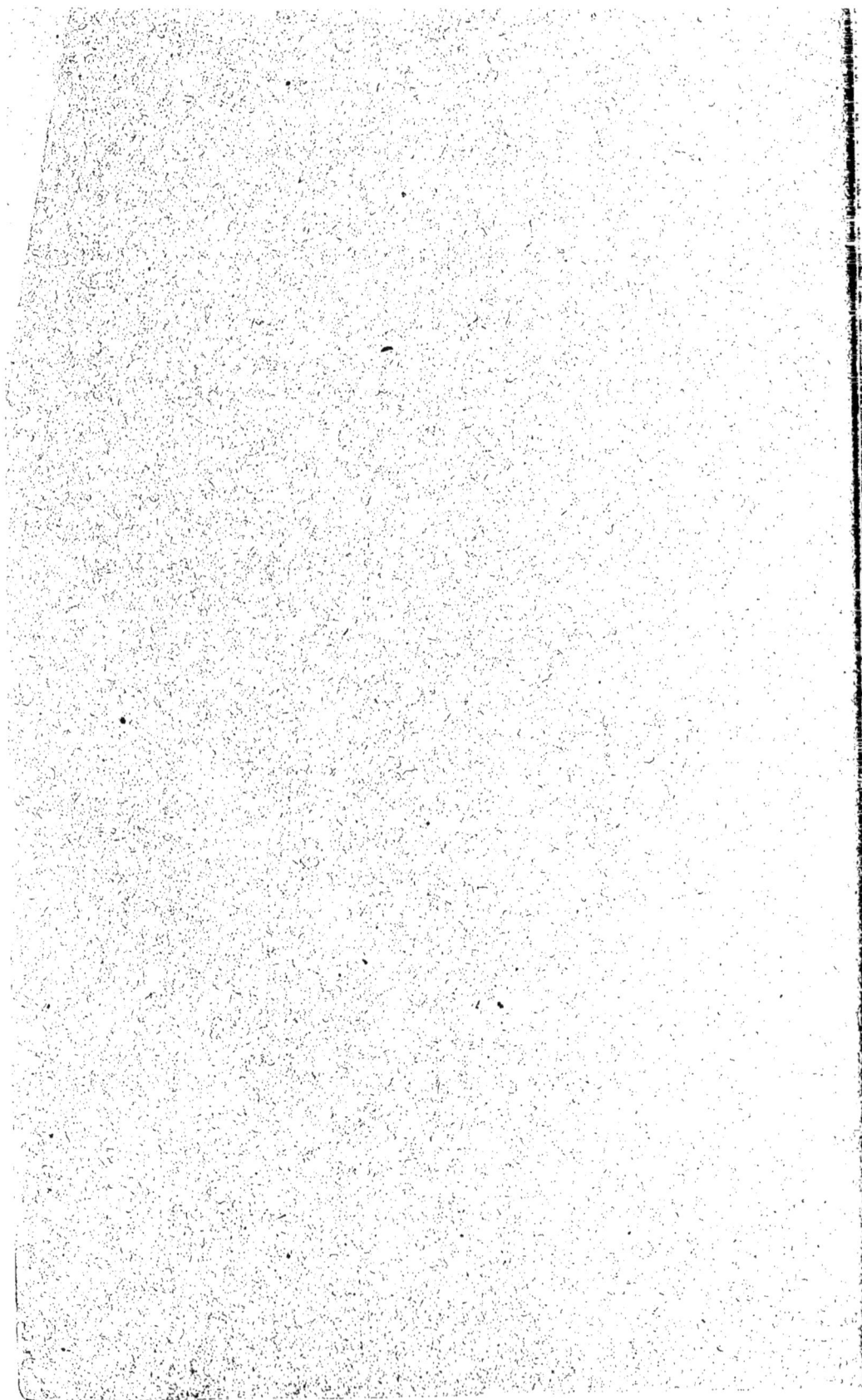

Marcel VAYSSIÈRE

CONSEILLER GÉNÉRAL DE LA GIRONDE

MAIRE DE MARTILLAC

Le Travail Agricole des Blessés

à l'Hôpital de Martillac

PRÉFACE

De M. le Professeur J. BERGONIÉ

MÉDECIN-CHEF DE L'HOPITAL COMPLÉMENTAIRE N° 4, GRAND-LEBRUN

CORRESPONDANT DE L'INSTITUT (ACADÉMIE DES SCIENCES)

BORDEAUX

IMPRIMERIES GOUNOUILHOU

9-11, RUE GUIRAUDE, 9-11

1917

PRÉFACE

C'est avec le plus grand plaisir que j'écris, pour l'excellent rapport ci-après de M. Vayssière, la préface qu'il m'a demandée. Je sens bien que les conséquences économiques du traitement des blessés par le travail agricole n'auraient jamais pu prendre cette extension, s'il ne m'avait aidé de sa collaboration précieuse et autorisée. Grâce à lui, nos employeurs ont été rapidement recrutés et choisis, les blessés équitablement répartis de manière à satisfaire aux besoins de chaque propriétaire, et la culture s'est étendue à toutes les communes du canton de La Brède, dont il est, depuis longtemps déjà, le conseiller général dévoué et estimé.

M. Vayssière a compris de son côté — et il veut bien le rappeler — le but posé en principe dès le commencement de mes essais de physiothérapie par le travail agricole continu : *guérir plus vite et rendre à leurs corps plus tôt, vigoureux et entraînés, les blessés sortant des services de chirurgie.* Ce but avait besoin d'être sans cesse rappelé, maintenu et poursuivi par tous les moyens. Il l'a été, grâce à l'organisation militaire de la formation « La Solitude », si admirablement administrée par M. et Mᵐᵉ Vayssière, et à son rattachement comme annexe à l'Hôpital nº 4 de Grand-Lebrun. Cette surveillance technique et militaire constante a permis non seulement d'éviter, comme ailleurs, l'échec total de nos essais, mais encore d'avoir pleine satisfaction comme rendement en guérisons, durée moyenne de séjour des blessés guéris, discipline et conservation de l'esprit militaire. Notre collaboration de plus de deux ans et demi, pendant lesquels l'activité particulière de chacun de nous s'est exercée sur des domaines fort différents et pourtant connexes : économique et social pour lui, militaire et scientifique pour moi, a produit le résultat qu'on peut résumer ici par deux chiffres :

1° *Plus de 90 °/₀ des blessés traités par le travail agricole continu ont été récupérés pour le service militaire;*

2° *28,000 journées ont été fournies aux agriculteurs du canton de La Brède.*

Je pourrais m'en tenir là, car M. Vayssière indique dans son rapport comment le résultat économique a été obtenu, et ce n'est pas ici le lieu de dire les détails de l'œuvre scientifique, détails qui seront publiés ultérieurement. Mais puisque j'en ai à nouveau l'occasion, je répéterai en quelques mots la démonstration faite devant M. Justin Godart, sous-secrétaire d'État du Service de Santé, M. Bascou, préfet de la Gironde, M. le Médecin Inspecteur Clarac, directeur du Service de Santé, MM. les sénateurs Monis, président du Conseil général de la Gironde, Astier et Courrégelongue, et de presque tout le Conseil général du département, au moment de leur visite à Martillac (6 mars 1917)[1].

---

[1] Voir aussi ma communication à l'Académie des Sciences, 2 avril 1917 : *De la Supériorité du Travail agricole médicalement prescrit et surveillé sur la thérapeutique physique des Hôpitaux dans le traitement des séquelles de blessure de guerre.*

De même qu'il est aujourd'hui reconnu manifestement irrationnel d'essayer de faire un dactylographe ou un employé de commerce d'un mutilé agriculteur, il est non moins antiphysiologique de rééduquer fonctionnellement un blessé agriculteur par les mécanismes compliqués de la mécanothérapie moderne.

L'effort de volonté qui leur est nécessaire pour mouvoir ces machines dont ils sont les prisonniers, l'apprentissage qu'ils sont obligés de faire pour chacun de ces mouvements obligatoires et inaccoutumés, dont l'utilité bien souvent leur échappe, épuise leur système nerveux par un emploi abusif de leur attention. Aussi, que voyons-nous dans une salle de mécanothérapie active, où la surveillance n'est pas constamment en éveil ? Peu à peu, souvent après quelques minutes, c'est l'arrêt de tous les rouages, de tous les leviers, de tous les bras, de toutes les jambes. On vous dit qu'il y a de la mauvaise volonté : n'en croyez rien ; c'est la fatigue nerveuse qui en est cause, fatigue réelle s'il en fut.

Par opposition, voyez un groupe de nos blessés agriculteurs aux champs, retrouvant les mouvements accoutumés, presque involontaires, à peine conscients, auxquels ils ont été entraînés depuis leur enfance. La fatigue ne vient pas, ni après quelques minutes, ni après des heures, précisément parce que leur attention, c'est-à-dire leur système nerveux se repose ; c'est l'acte réflexe, physiologiquement presque inaccessible à la fatigue, qui est seul en jeu.

Or, ce ne sont pas quelques mouvements répétés péniblement une ou deux fois par jour, sans force et sans volonté, qui sont susceptibles de refaire des muscles, de résorber des œdèmes, d'assouplir des cicatrices, de refaire des surfaces articulaires, etc. Il y faut un travail et un exercice continus, pendant tout le jour et pendant quelquefois des mois. Sans compter qu'on ne modifie guère, par ces mouvements sans but et sans effort, ni le cœur, ni le poumon, ni le rein, ni la nutrition générale, qui doivent reprendre leur fonctionnement normal, après le long séjour au lit qu'a nécessité le traitement chirurgical.

Il était à prévoir, en partant de ces donnée physiologiques, quelle serait l'efficacité thérapeutique de ces mouvements si variés, répétés des journées entières, en pleins champs, dans le milieu familier, joyeusement retrouvé. La pratique expérimentale a confirmé la théorie. — On peut aujourd'hui affirmer que le travail agricole, médicalement dirigé, des blessés agriculteurs, est le traitement le plus efficace des séquelles de leurs blessures, celui qui permet de les renvoyer plus vite et en plus grand nombre reprendre leur service au front, non seulement guéris fonctionnellement, mais encore entraînés et vigoureux.

Les journées faites aux champs, la contribution des blessés à la culture des terres délaissées ou incultes, ne sont qu'un effet secondaire, un sous-produit de cette usine à guérir qu'est la STATION DE PHYSIOTHÉRAPIE AGRICOLE. N'y aurait-il que ce sous-produit économique, la supériorité du rendement de la dite usine sur celui des instituts et des dépôts militaires de mécanothérapie serait encore à considérer. Mais tout y est réuni : les conditions physiologiques les meilleures, le milieu le plus hygiénique, moralement et physiquement, le rendement plus élevé en guérisons plus complètes, une contribution à l'agriculture chaque jour plus précieuse, enfin une charge pour le Service de Santé sensiblement allégée.

Aussi, que M. le Sous-Secrétaire d'État J. Godart, après sa visite à Martillac, nous ait annoncé la généralisation prochaine de cette solution donnée par nous depuis plus de deux ans au traitement des séquelles de blessures de guerre, nul ne saurait s'en étonner. On aurait peut-être pu généraliser plus tôt, mais l'Administration, comme la justice, va souvent *pede claudo*. Nous avons tout fait, M. Vayssière et moi, pour appeler son attention, ayant tous les deux le même objectif : contribuer, pour notre faible part — économiquement et militairement — à la victoire que nous attendons avec confiance [1].

Prof. J. BERGONIÉ

MÉDECIN-CHEF DE L'HOPITAL COMPLÉMENTAIRE N° 4, GRAND-LEBRUN
CORRESPONDANT DE L'INSTITUT DE FRANCE
(ACADÉMIE DES SCIENCES).

10 Avril 1917.

---

[1] Je n'ai garde d'oublier l'active et dévouée collaboration que m'ont donnée successivement à Martillac MM. les Médecins Aides-Majors de 1re classe Morisot et Jacquetty, auxquels je suis heureux de témoigner ici ma satisfaction reconnaissante.

★

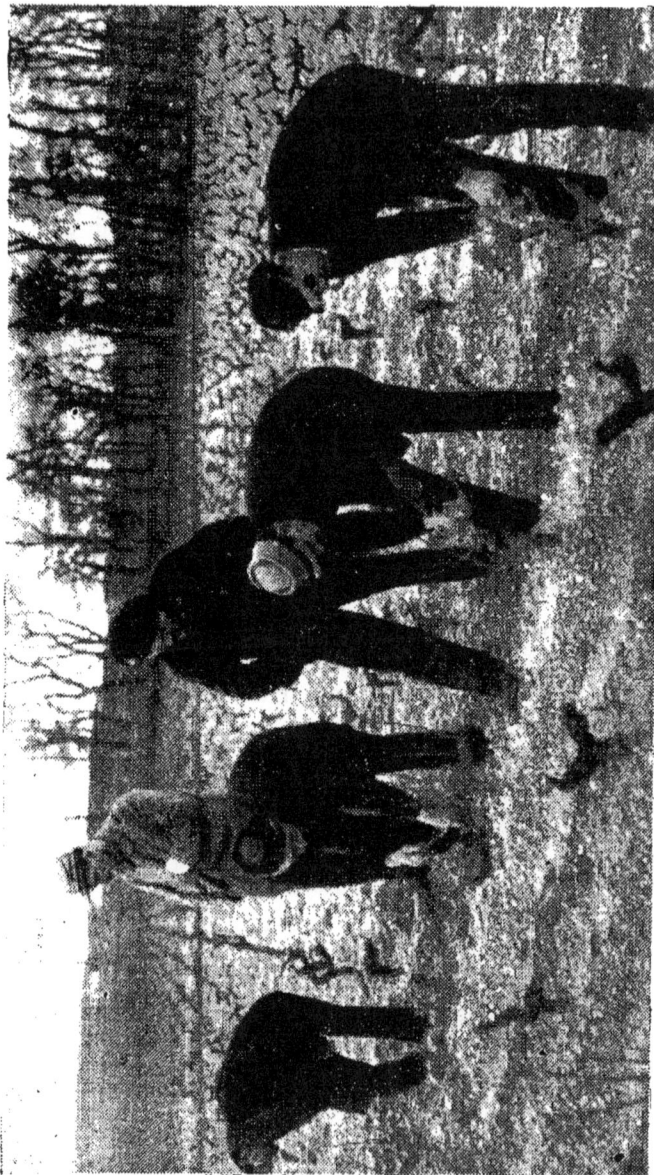

MILITAIRES BLESSÉS TRAVAILLANT AUX CHAMPS (TAILLE DE VIGNES).

Le Travail Agricole des Blessés

à l'Hôpital de Martillac

> « Dans l'inactivité, à l'Hôpital,
> le moral et le cœur physique se
> perdent. Ici, les hommes retrouvent
> toutes leurs énergies. »
> J. GODART.
>
> A sa visite à l'Hôpital de Martillac,
> le 6 mars 1917.

L'Hôpital de Martillac (hôpital bénévole), dont j'ai l'honneur d'être l'administrateur, est sous la direction technique de M. le Professeur Bergonié, Correspondant de l'Institut de France et Médecin-chef du Complémentaire n° 4 (Grand-Lebrun, Bordeaux) dont Martillac est devenu l'annexe dès son origine.

Cet hôpital fut ouvert le 8 septembre 1914 dans le domaine de la Solitude.

La situation exceptionnelle de ce domaine, avec un bel immeuble, sis au milieu des vignes et de bois d'agrément, entouré d'un large rideau de pins, avait attiré l'attention de ce Comité, composé de tous les maires des communes du canton de La Brède, — Comité qu'aux premiers jours des hostilités, et en vue seulement de rechercher des fonds pour soutenir les œuvres de guerre projetées dans la région, j'avais cru devoir instituer.

Ces Messieurs voulurent unanimement que l'immeuble de ce domaine, généreusement offert du reste, fût affecté à une formation sanitaire cantonale, et c'est ce qui fut fait.

Je dois dire bien vite que pour m'aider tant dans la mise au point que dans le fonctionnement de l'œuvre entreprise, j'ai trouvé chez les Maires, mes collègues, le concours le plus efficace, un zèle, un esprit d'union qui ne se sont jamais démentis. C'est à ce concours, à ce zèle, qu'est due cette générosité de tout un canton, permettant à elle seule l'installation, l'aménagement de cet hôpital, et qui, se perpétuant sous forme de souscriptions mensuelles recueillies régulièrement depuis 1914 dans chacune des communes, vient, pour la vie quotidienne de la formation, s'ajouter au prix de journée accordé par le Service de Santé : et ceci dans la proportion de plus d'un tiers de la dépense à couvrir.

* * *

Le but des organisateurs, en voulant à la Solitude des malades ou des blessés, avait été de leur offrir une bonne installation, de l'air pur, un climat favorable ; mais quand, ayant fait appel aux conseils éclairés de M. le Professeur Bergonié, on vit s'appliquer l'esprit de méthode et d'organisation de ce dernier, son expérience des services hospitaliers, il fut facile de prévoir que cet hôpital serait bientôt remarqué.

On venait, en quelques jours, de réaliser une idée qui pourrait être retenue comme exemple : celle de voir un hôpital temporaire être complété par une annexe à la campagne, sur laquelle peuvent être dirigés ceux de ses blessés n'ayant plus besoin de soins chirurgicaux ou en voie de convalescence.

Martillac, qui s'était ouvert avec 100 lits pour malades, sous la surveillance d'un médecin-major résidant, utilisa d'abord les ressources de diverses branches de physiothérapie. A côté du massage, fait par un infirmier exercé ou le médecin traitant lui-même, — à côté de l'emploi de courants faradiques et continus, grâce à une installation d'électricité modeste mais pratique, — on avait, sous des hangars, en plein air, construit des appareils de mécanothérapie simples, consistant dans l'usage de leviers combinés à des poids plus ou moins lourds.

Un solarium édifié dans le méridien le plus favorable permettait de faire de l'héliothérapie ; enfin la marche, rééduquée sous l'œil du médecin traitant, était employée comme moyen de réadaptation ou de guérison des membres inférieurs.

On ne se borna point là. La direction technique essaya du travail manuel, du travail de la terre, du piochage, du bêchage, des transports à la brouette dans les terres de la propriété ;

l'expérience, faite sous les ordres de M. le Médecin-Chef Bergonié, démontra l'efficacité supérieure des résultats thérapeutiques de ce traitement, — l'état général du malade en bénéficiant en même temps que l'état local.

* * *

Sur ces observations faites, on se demanda pourquoi ces blessés, dans une proportion de 90 o/o d'agriculteurs, ne trouveraient pas les mêmes avantages en étant employés, suivant l'état de leurs blessures, pour des travaux définis par M. le Médecin-Chef, chez des propriétaires voisins de l'Hôpital.

Un ou deux propriétaires ayant compris ce que l'on attendait de leur patriotisme, se prêtèrent à cet essai, qui devait être prudent, et qui le fut.

Le principe posé par M. le Médecin-Chef était celui-ci : le travail agricole doit être un moyen thérapeutique des séquelles de blessures de guerre et non un but. Cette méthode, généralisée, soumise à une surveillance étroite, à une organisation bien établie, devra avoir pour résultat de faire récupérer aux blessés leur aptitude au service armé par le travail aux champs, mesuré, continu, avec le bénéfice du plein air.

Tel fut le but que l'on se proposait d'atteindre : on peut dire qu'il l'a été largement.

L'expérience a démontré, par les résultats acquis, que le travail agricole est un moyen thérapeutique supérieur aux traitements de physiothérapie employés, aussi Martillac abandonna-t-il bientôt ces moyens de traitement pour ne s'adonner qu'au travail agricole.

L'essai de celui-ci fut lent, sage, avons-nous dit; il date de décembre 1914, et reçut alors l'approbation de M. .le Ministre de la Guerre Millerand.

Depuis, une circulaire de M. le Sous-Secrétaire d'État au Service de Santé, M. Justin Godard, conseilla le travail agricole dans tous les centres ou formations de physiothérapie (Circ. du 16 février 1916).

A Martillac, on a conçu le service agricole par le blessé de la façon suivante : le blessé est choisi, désigné pour le travail auquel il est le plus particulièrement apte, par M. le Médecin-Chef ou par le médecin traitant résidant à l'Hôpital, aujourd'hui M. le Major Jacquetty. Comme administrateur de la formation, en relation avec les propriétaires de la région, il m'appartient de correspondre avec ceux-ci, de recueillir leurs demandes de blessés et, ayant fait état de ces demandes, d'accord avec le médecin-major, de répartir les blessés nouvellement arrivés chez les divers propriétaires ayant désiré des travailleurs ou de maintenir dans la propriété où ils étaient déjà ceux des blessés occupés la semaine précédente.

Cette répartition se fait le dimanche matin, au lendemain de la visite hebdomadaire du médecin-chef, qui a décidé du nombre des évacuations et nous a fait connaître celui des entrants.

Aux termes du règlement établi, les blessés travaillant dans un rayon de quatre kilomètres rentrent chaque soir à l'Hôpital et sont vus par le médecin traitant ; ceux qui vont au delà de cette distance restent chez l'employeur la semaine et doivent être de retour le samedi après-midi, de façon à être l'objet de l'examen du médecin-chef à son jour de visite.

Ce contact du blessé avec ses chefs peut être considéré comme un des facteurs les plus importants de l'heureux fonctionnement de l'hôpital de Martillac et de son rendement en guérison. Le blessé qui en resterait éloigné perdrait, en même temps que l'esprit militaire, le souci du devoir qui lui a été indiqué, à savoir celui de se soumettre à un travail envisagé comme un remède et devant apporter des améliorations profondes dans son état ou une guérison complète.

D'autre part, une note de service remise à chaque nouvel employeur indique à celui-ci que le blessé qui lui a été envoyé ne lui a pas été donné comme un ouvrier à la tâche, « mais que » le travail agricole est institué en vue d'amener une guérison » plus rapide et plus complète de l'homme confié à son patrio- » tisme, à son intelligente surveillance... »

Pour que cette note de service soit respectée, c'est-à-dire que le blessé fasse fonctionner la main ou le bras ankylosé,... s'adonne volontiers au travail, tel que les prescriptions de sa fiche d'emploi le porte... et que l'employeur corresponde bien ainsi aux vues de l'Hôpital, des gradés, blessés eux-mêmes, que l'usage de la bicyclette ou la marche doivent rétablir, sont chargés d'aller voir les malades dans les propriétés où ceux-ci se trouvent.

Les cas de refus au travail par les blessés sont presque inexistants. Mais nombreux peuvent être, comme l'a remarqué si justement M. le Médecin-Major Jacquetty, les blessés qui n'ont pas un désir de guérir suffisant ou manquent d'énergie pour supporter soit la douleur, soit même la gêne dans la rééducation du membre atteint. Les observations faites par l'employeur, la surveillance exercée par le sous-officier inspecteur ne suffisent pas parfois à redresser l'esprit de ce blessé, hanté par l'idée de réforme ou de pension à intervenir.

Il faut que le médecin agisse, contrôle constamment l'usage du membre blessé, marque chaque progrès ou note les défaillances et ainsi, stimulant l'effort moral, provoque la rééducation physique. Il faut enfin que le blessé sache qu'après les exhortations, les avertissements, les exemples qui ne lui manqueront pas, il y a aussi des sanctions.

Aussi toute organisation de travail agricole qui laisserait le blessé livré à lui-même, sans conseil, sans direction, sans surveillance continue, serait destiné « à prolonger le traitement par une efficacité inférieure ». (Avis technique de M. le Professeur Bergonié.)

* * *

Avant d'arriver à souligner les résultats par des chiffres plus éloquents que bien des considérations, je dois signaler combien le relèvement moral éprouvé par ce blessé, « hier mutilé, se croyant frappé d'impuissance, être fini » et qui vient de constater qu'il peut gagner honorablement sa vie, — influe sur le physique et contribue au retour complet à la santé.

M. le Professeur Bergonié s'est, à ce sujet, exprimé ainsi :

« Les résultats à Martillac, au point de vue du pourcentage

» de guérisons et de leur rapidité, ont été non seulement encou-
» rageants, mais encore très supérieurs à ceux obtenus dans un
» centre de physiothérapie de Bordeaux, à Grand-Lebrun. La
» santé locale et générale se refait très vite; l'appétit, le sommeil
» et la gaieté réapparaissent; la joie de se retrouver dans un
» milieu familial régénère vite les hommes que la souffrance
» et le séjour à l'hôpital ont déprimés. Ce sont de véritables
» résurrections. »

* * *

M. le Professeur Silvio Rolando, de l'Université de Gênes,
envoyé en France pour visiter les centres de physiothérapie, fit
à l'hôpital de Martillac l'honneur d'une visite et, dans un rapport
adressé à son gouvernement, s'est exprimé sur le compte de notre
Hôpital dans les termes suivants :

«Les avantages que je reconnais à la formation que j'ai pu
voir sont les suivants :

» 1º Les blessés sont soustraits à l'action de l'influence sug-
gestive, fâcheuse, des soldats enfermés, exagérateurs et simu-
lateurs, ce qui ne manque pas d'arriver dans les grands hôpitaux.

» 2º L'état général des blessés éprouve immédiatement un
grand bénéfice de la vie en plein air.

» 3º Le blessé, au lieu d'être traité comme un citadin, retrouve
le milieu de sa vie habituelle. Il s'efforce de faire fonctionner la
partie atteinte, et c'est ainsi que s'accomplit une mécanothérapie
active, graduelle, arrivant jusqu'à la rééducation professionnelle
des blessés.

» 4º A l'agriculture sont rendus des bras qui ne lui manquent
que trop. »

* * *

Cette dernière constatation, si heureusement affirmée par ce
savant italien, nous avons quelque fierté de la traduire par les
chiffres suivants :

Au 28 février 1917, les blessés de l'hôpital de Martillac se trouvent avoir fait, dans les diverses communes du canton de La Brède, une quantité de journées s'élevant au chiffre de 27,968.

Jetant un regard en arrière, et se basant encore sur des chiffres, on peut se rendre compte de la progression obtenue tant dans le nombre des blessés employés que dans celui des propriétaires employeurs et noter que cette progression a été constante et continue.

Sur 90 blessés résidant à l'Hôpital au mois de novembre 1914, 12 blessés sont occupés chez deux employeurs et ont fait 140 journées.

Dans l'année 1915, la moyenne des blessés occupés journellement est de 24, répartis chez une dizaine de propriétaires.

Mais avec l'année 1916 l'œuvre se développe considérablement. La Direction du Service de Santé de la 18e Région, impressionnée par l'importance du travail agricole et de ses conséquences pour les blessés, nous demande de porter le nombre des lits de malades de 100 à 125. Les employeurs atteignent dans les mois de juin, juillet, août, septembre et octobre le chiffre de 77.

Le jour où M. le Sous-Secrétaire d'État au Service de Santé Justin Godart est venu, comme il a bien voulu le dire lui-même, **« consacrer officiellement l'effort réalisé à Martillac, »** les résultats obtenus, au 6 mars 1917, furent mis sous ses yeux.

Les voici indiqués par des chiffres arrêtés au 31 mars 1917 :

Nombre de blessés ayant été traités à l'Hôpital. .   1.908
—   blessés ayant été employés aux travaux agricoles. 1.159
—   de journées faites :

Année 1914, au 31 décembre   502
—   1915,   — 3.663
—   1916,   — 23.756
—   1917, au 31 mars. 29.904

Nombre de propriétaires ayant eu des blessés. . .   121

**

* * *

Notons encore que si, en mai, juin, juillet 1916, les travaux importants de sulfatage et de fenaison, auxquels les blessés se sont si volontiers livrés, — ont fait très rapidement monter le chiffre de notre relevé mensuel, — ce sont les vendanges qui affirment plus encore les services les plus notablement rendus par nos hospitalisés à nos agriculteurs du pays, et ceci en répondant à des besoins d'extrême urgence.

2,264 journées ont été faites dans quatre semaines, de fin septembre et première quinzaine d'octobre, chez 70 propriétaires par 180 blessés.

Aussi le Conseil municipal de l'Isle-Saint-Georges, commune essentiellement viticole du canton de La Brède, a-t-il, dans une délibération du 19 novembre 1916, témoigné sa reconnaissance envers les blessés vendangeurs et rendu hommage à cette organisation de travail agricole d'un résultat économique si heureux en en louant l'auteur et l'Hôpital.

* * *

Dans les premiers jours de janvier dernier, l'entrée à la Solitude d'un sergent blessé connaissant la taille de la vigne nous a permis de réunir autour de lui une quinzaine de blessés qui, sous sa direction, dans un domaine voisin de l'Hôpital, ont reçu un enseignement professionnel capable de permettre ensuite à ceux-ci de se répartir en plusieurs groupes dans différentes propriétés et d'y tailler 85,819 pieds de vigne en fournissant 304 journées.

* * *

. Quant aux résultats thérapeutiques, je les trouve consignés pour l'ensemble de cette année 1916 dans un tableau récapitulatif mis au rapport par les soins de M. le Médecin-Major Jacquetty et ainsi établi :

ANNÉE 1916

	Janvier	Février	Mars	Avril	Mai	Juin	Juillet	Août	Septembre	Octobre	Novembre	Décembre
Blessés présents dans le mois....	96	101	123	91	125	139	160	161	176	206	154	170
Sortis :												
Guéris..........	28	28	43	12	30	29	34	57	31	78	46	56
Améliorés........	3	5	3	»	3	6	3	8	6	12	8	10
Auxiliaires........	»	»	1	2	»	1	»	»	1	2	3	4
Réformés........	1	1	2	1	1	1	3	3	6	10	3	5
Totaux.....	32	34	49	15	34	37	40	68	44	102	60	75
Récupérés pour 100........	96,8	97,5	95,98	93,33	97,05	97,29	92,50	95,58	86,36	90,19	95 »	93,33

Pourcentage général : **94,15.**

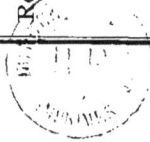

En janvier 1917, les résultats thérapeutiques constatés par le médecin traitant ont été les suivants : sur 160 blessés en traitement, il y a eu 64 sortants, dont 47 guéris, 12 améliorés, 5 passés dans le service auxiliaire et o réformés. Soit 92,1 o/o de récupérés.

Sur 143 blessés en traitement dans le mois de février, 47 ont été faits sortants, sur lesquels 30 guéris, 16 améliorés et 1 réformé, soit une récupération de 97,87 o/o.

Dans le premier de ces deux mois, 2,004 journées ont été faites, avec 79 blessés chez 38 employeurs.

Le mois de février, où une semaine de neige arrêta tout travail aux champs, nous a malgré tout donné 1,886 journées avec 86 blessés chez 45 propriétaires différents.

*
* *

Tels sont les divers résultats obtenus à l'hôpital de Martillac ; je les ai notés, relevés, en un simple exposé de faits, sur la demande qui m'en a été faite par M. le Président du Conseil général.

Il ne m'appartient pas de conclure : cependant, n'ayant été qu'un modeste collaborateur dans l'œuvre entreprise, je peux bien dire que les résultats acquis ont dépassé toutes les espérances.

Nous avons eu, d'autre part, la satisfaction de trouver près de nous des imitateurs : l'hôpital de Cérons, le mois de février dernier, a été annexé à l'hôpital temporaire n° 4 Grand-Lebrun et est devenu lui aussi un centre cantonal de physiothérapie agricole où, après cinq semaines de fonctionnement, on voit 24 propriétaires employeurs ayant bénéficié de 688 journées de blessés.

Il est à penser que la solution économique et thérapeutique obtenue par des institutions comme celles de Martillac et de Cérons se généraliseront dans notre beau département de la Gironde. Il y va de la guérison ou de l'amélioration des blessés et d'inappréciables services rendus à la défense économique du pays.

Marcel VAYSSIÈRE,
CONSEILLER GÉNÉRAL DE LA GIRONDE, MAIRE DE MARTILLAC.

PIÈCES ANNEXES

1° *Règlement du Travail agricole des Blessés chez les Propriétaires.*

2° *Lettre de Service.*

3° *Répartition des Blessés d'une semaine chez les Employeurs.*

4° *Un Relevé mensuel des Journées agricoles* (Janvier 1917).

5° *Un Relevé mensuel des Résultats thérapeutiques* (Janvier 1917).

6° *Graphique représentatif des Travaux agricoles faits à l'Hôpital depuis son ouverture.*

18ᵉ RÉGION
HOPITAL TEMPORAIRE N°4
Annexe de Martillac
—·:·—

Règlement du Travail Agricole des Blessés
Chez les Propriétaires

I. — Tout propriétaire désireux de concourir par le travail agricole aux soins dus aux blessés devra adresser une demande écrite à M. l'Administrateur gestionnaire, qui la soumettra à M. le Médecin-Chef au jour de sa visite à l'Hôpital.

II. — Les soldats blessés se rendent chez le propriétaire désigné par leur feuille de service tous les matins,   le lundi matin, après le premier déjeuner. Ils doivent se présenter aussitôt au propriétaire pour en recevoir les instructions touchant le travail.

III. — La *durée* du travail des soldats blessés est fixée à *huit heures*.

IV. — Le travail cessera, pour les blessés qui doivent rentrer le soir à l'Hôpital, assez tôt pour qu'ils soient rendus à 6 h. 1/2.

V. — INDEMNITÉ JOURNALIÈRE. *Un franc* par journée est dû à chacun des blessés par le propriétaire. Il est interdit de payer plus de *un franc*. Cette somme doit leur être versée directement par le propriétaire.

VI. — NOURRITURE. Ceux qui rentrent tous les soirs à l'Hôpital emportent leur plat de viande du repas de midi et, pour ce repas seul, le propriétaire fournit le pain, la soupe et le vin.

L'Hôpital ne pouvant pas matériellement assurer la nourriture des blessés couchant chez les propriétaires, ceux-ci sont tenus de les nourrir.

VII. — COUCHAGE. Chaque travailleur doit avoir un lit personnel.

VIII. — VÊTEMENTS. Chaque fois qu'un travail agricole déterminé peut user rapidement ou détériorer le vêtement d'hôpital, les propriétaires fourniront aux blessés un vêtement de travail.

IX. — Tout propriétaire chez lequel l'inspection du travail faite par les autorités de l'Hôpital trouverait un blessé en état d'ébriété, se verrait refuser de nouveaux travailleurs, sans compter les sanctions prises contre l'homme fautif, auberge ou café.

X. — Il en sera de même si le blessé employé par lui était rencontré dans un débit de boisson ou café.

Le propriétaire employeur devra signaler tout blessé ayant quitté le travail sans raison plausible.

XI. — Tout propriétaire qui aurait à se plaindre d'un travailleur devra adresser l'exposé de sa plainte, par lettre, à l'Administrateur gestionnaire de l'Hôpital, qui la transmettra au Médecin-Chef.

LE MÉDECIN PRINCIPAL DE 2ᵉ CLASSE,
MÉDECIN-CHEF DE L'HOPITAL TEMPORAIRE N° 4,
ANNEXE DE MARTILLAC,

J. BERGONIÉ.

18e RÉGION

HOPITAL TEMPORAIRE N· 4
Annexe de Martillac

—×—

Martillac, le   191

Lettre de Service

Le Médecin-Chef de l'Hôpital complémentaire n° 4,
Annexe de Martillac,

à M   *, propriétaire à*

Le travail agricole de soldats blessés est institué d'abord en vue d'amener une guérison plus rapide et plus complète de leurs blessures.

Ils ne doivent pas être considérés comme des journaliers à la tâche.

Les propriétaires doivent se souvenir que ces blessés ont fait leur devoir pour la défense du pays et que nous devons les aider de notre mieux pour qu'ils puissent reprendre leur service.

Le soldat blessé

vous a été affecté pour travailler chez vous, suivant la demande que vous avez faite.

Votre domicile étant situé   dans
en dehors de   la zone fixée, ce   soldat   devr
rentrer le soir à l'Hôpital   coucher chez vous et rentrer le
samedi à 16 heures à l'Hôpital.

J. BERGONIÉ.

RÉPARTITION DES BLESSÉS POUR LES TRAVAUX AGRICOLES

(donné à titre d'exemple)

Semaine du 11 au 18 Mars 1917

COMMUNES	EMPLOYEURS	BLESSÉS
Martillac	VAYSSIÈRE	3
—	SOLITUDE	2
—	SMITH	2
—	TERRES ABANDONNÉES	3
—	FONFRÈDE	3
—	LE BRUN	1
—	SOULA	1
—	GASCHET.	1
—	DUBOS.	1
Beautiran	CHASSAC.	1
—	LACASSAGNE.	1
—	LAFON.	2
—	CORDIER.	2
—	HELLIES.	1
—	LANUSSE.	1
—	VIGNE	1
—	DEGUIL	1
Castres	DE COSTE	2
Cabanac	GÉRAUD	1
—	DUTRÉNIT.	1
Saint-Médard	GAILLARD.	1
—	A. SUBERVIE	1
—	FONTANILHE	1
—	ROUCAU	1
—	FAUGÈRE	2

COMMUNES	EMPLOYEURS	BLESSÉS
Saint-Médard *(suite)*....	DE CHORIVIT	2
—	COUSILLAN...........	1
La Brède	SAINT-LANNE.	1
—	DE MONTESQUIEU. ...	2
—	DOUBRÈRE...........	1
—	CAMY.	1
—	LAFON.	1
—	DUPUY	1
—	BASSET	1
—	Comte CLOUET	2
—	DURAND...........	1
Léognan	ROUANET	3
—	Comte LAHENS.......	2
Cadaujac	SUBERVIE.	2
—	DE RAVIGNAN.	1
—	LAFEYCHINE.........	1
—	CASTAING	1
—	BORDERIE.	1
—	Ulysse SEURIN.......	1
Isle-Saint-Georges. ...	LEMOINE.	1
—	Mme LEMOINE.	2
—	CLÉMENCEAU........	1
=	DIJEAU	1
—	DAURE	1
—	BOURDIEU..........	1
—	PAREAU...........	1
Saint-Morillon.........	DURAND...........	1
—	LIGOURE.	1
—	HÉBRARD...........	1
—	DOURTHE	1
—	BOYREAU.	1
—	MATHIEU, ...	1

RELEVÉ MENSUEL (Janvier 1917)

(donné à titre d'exemple)

Journées Agricoles faites

EMPLOI	NOMBRE de journées	EMPLOI	NOMBRE de journées
Taille d'arbres............	142	*Report*	1.821
Abatage et débitage de bois.	138	Jardinage	162
Transport de bois........	168	Sulfatage..............	»
Émoussage..............	»	Soufrage	»
Arrachage de plantes......	»	Vendanges	»
Ligature de fagots........	»	Cueillette des fruits.......	»
Sciage	65	Fauchage	»
Maniement de la hache...	94	Fanage	»
Taille de la vigne au séca-		Battage	»
teur	453	Arrosage...............	»
Traite des vaches........	»	Travaux professionnels :	
Labourage..............	130	Boulangerie..........	10
Bêchage.	157	Bourrellerie.	4
Transports à la brouette..	159	Plomberie	7
Sarclage...............	34	Divers	»
Piochage	281		
A reporter........	1.821	TOTAL.......	2.004

Blessés rentrant tous les soirs

COMMUNES	Propriétaires	Blessés	Journées faites
Hôpital..................................	»	»	457
Martillac...............................	9	28	373
Saint-Médard-d'Eyrans.................	2	2	38
La Brède................................	5	10	99
Léognan.	4	1	52

Blessés rentrant le Samedi

COMMUNES	Propriétaires	Blessés	Journées faites
BEAUTIRAN	2	3	36
CASTRES	1	3	52
CADAUJAC	8	16	272
SAINT-MÉDARD-D'EYRANS	1	1	18
L'ISLE-SAINT-GEORGES	6	8	150
LA BRÈDE	5	8	124
SAINT-SELVE	»	»	»
CABANAC	1	2	26
SAINT-MORILLON	3	4	70
SAUCATS	»	»	»
LÉOGNAN	2	4	18
MARTILLAC	»	»	»

L'école de taille de vigne, toujours sous la direction d'un sergent moniteur, après avoir reçu pendant les deux premières semaines de janvier l'enseignement professionnel dans la propriété du mobilisé Jonneau, a été divisée en trois groupes. Ces trois groupes, répartis dans trois propriétés différentes, ont fourni, dans le cours de ce mois de janvier, 219 journées, et taillé 51.799 pieds. Ce travail devra se poursuivre le mois prochain.

Hôpital Complémentaire N° 4. — Annexe de Martillac
Mois de Janvier 1917
Résultats Thérapeutiques

DÉSIGNATIONS	LÉSIONS OSSEUSES					LÉSIONS MUSCULAIRES					LÉSIONS NERVEUSES				
	Présents	Guéris	Améliorés	Auxiliaires	Réformés	Présents	Guéris	Améliorés	Auxiliaires	Réformés	Présents	Guéris	Améliorés	Auxiliaires	Réformés
BRAS	11	3	1	1	»	2	1	»	»	»	3	»	»	»	»
AVANT-BRAS	8	3	1	»	»	6	1	»	»	»	2	»	»	»	»
MAINS	10	2	1	»	»	6	3	1	1	»	»	»	»	»	»
Total	29	8	3	1	»	14	5	1	1	»	5	»	»	»	»
CUISSES	»	»	»	»	»	15	6	»	»	»	»	»	»	»	»
JAMBES	13	3	1	»	»	5	2	»	»	»	1	»	»	»	»
PIEDS	3	3	»	»	»	6	1	»	»	»	»	»	»	»	»
Total	16	6	1	»	»	26	9	1	»	»	1	»	»	»	»

	LÉSIONS OSSEUSES					LÉSIONS DES PARTIES MOLLES				
	Présents	Guéris	Améliorés	Auxiliaires	Réformés	Présents	Guéris	Améliorés	Auxiliaires	Réformés
ÉPAULES	4	1	»	»	»	9	2	1	»	»
COUDES	5	1	»	1	»	1	»	»	1	»
POIGNETS	1	1	»	»	»	»	»	»	»	»
HANCHES	»	»	»	»	»	3	1	»	»	»
GENOUX	4	»	1	»	»	26	7	2	»	»
COUS-DE-PIED	3	»	»	»	»	1	1	»	»	»
Total	17	2	1	1	»	40	11	3	1	»

	Présents	Guéris	Améliorés	Auxiliaires	Réformés
TÊTE	2	1	»	»	»
TRONC	2	1	»	»	»
POITRINE	5	1	1	1	»
ORGANES SEXUELS	»	»	»	»	»
DIVERS	3	2	1	»	»
Total	12	5	2	1	»

Totaux généraux :	EN TRAITEMENT	SORTANTS			
		Guéris	Améliorés	Auxiliaires	Réformés
		47	12	5	Néant
	160	64			

Récupérés : 64 sur 64.

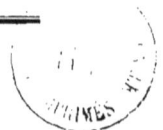

HOPITAL COMPLÉMENTAIRE N° 4. — ANNEXE DE MARTILLAC.

Graphique représentatif des Travaux Agricoles faits à l'Hôpital depuis son ouverture (7 Septembre 1914)

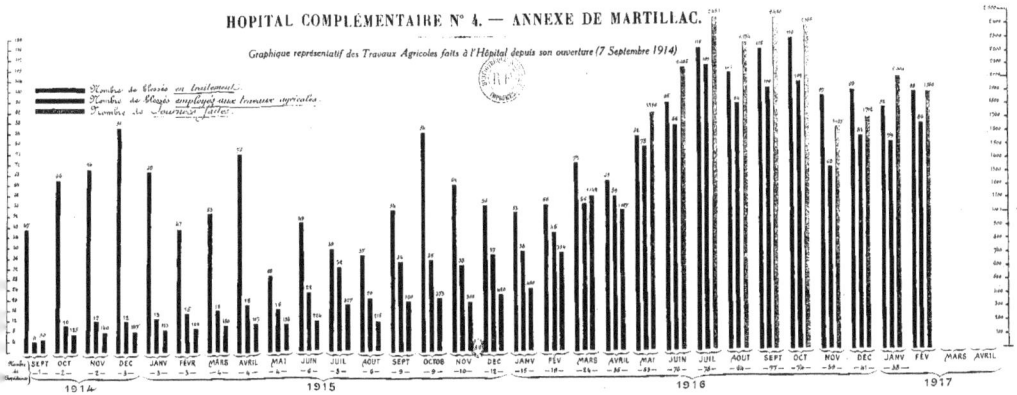

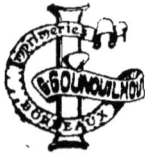

Imprimerie G. GOUNOUILHOU, BORDEAUX